Milch ohne Mumm

Mehr Gesundheit ohne Milch

Sebastian Bartning

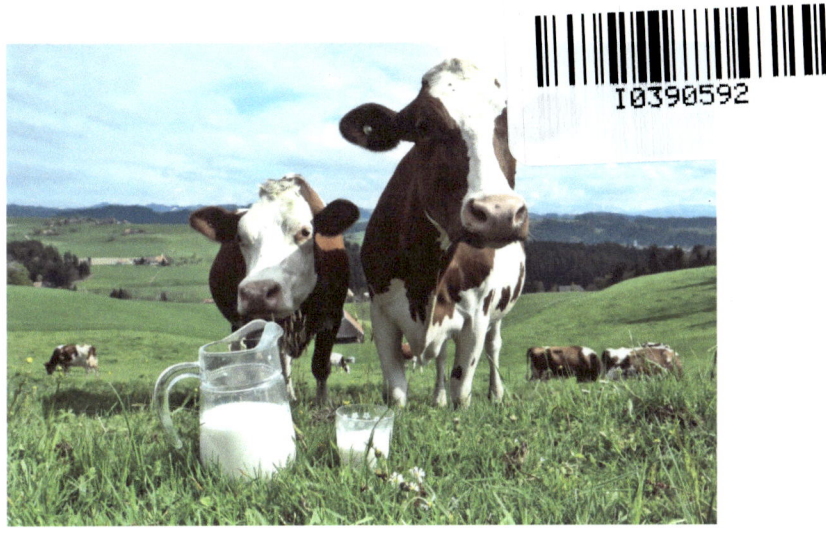

I0390592

CONTENTS

TIROLER ZEITEN

Um 1977 herum arbeitete ich mehrere Jahre beim Bergbauern in Tirol und half ihm bei seiner schweren Arbeit. Meine Tätigkeiten bestandenen im Wesentlichen aus Stall ausmisten, Rinder striegeln, Kühe melken und Heu machen. Und bei schlechtem Wetter ging es ins Holz.

Im Grunde genommen war es eine heile Welt, standen doch die Kühe fast das ganze Jahr auf der Weide, und wenn sie kalbten, bedienten sich die Kälbchen am Euter ihrer Mütter selber. Es blieb auch immer Milch für die Bauern übrig, die Rinder wurden wegen des Fleisches gezüchtet. Schweine gab es auch, doch die waren pflegeleicht und fraßen Kartoffeln und Küchenreste. Die Hühner kümmerten sich um sich selbst und wurden morgens rausgelassen und abends wieder eingesperrt, damit der Fuchs sie nicht holte.

Eines Tages brachten wir die mit der Hand gemolkene Milch mit dem Auto ins Tal. Zurück hatten wir Tuten mit Milchpulver dabei. Der Hof lag 1.800 Meter hoch, wir schraubten uns also eine Weile über schmale Serpentinen in die Höhe. Das Pulver wurde mit Wasser und einem Tauchsieder trinkfertig gemacht und die kleinen Kälbchen bekamen nun „Pulvermilch" von mir. Das war zwar eine anrührende Tätigkeit, verführte mich aber doch zu der verdutzen Frage, warum wir diesen Aufwand machten. Die Antwort: „billiger so". Es war billiger, die Milch von Hand zu melken, ins Tal zu transportieren, von dort ging es in eine ferne Molkerei, die machte Pulver daraus, zurück zum Bauernhof, Tauchsieder an und die Kälbchen füttern.

Der Tierarzt kam jetzt öfter. Das ging ins Geld.

Die Arbeit auf dem Bauernhof war schwer und der Bauer kaufte

Maschinen, vor allem einen Traktor, den wir Muli nannten. Dafür nahm er einen Kredit auf. Der Kredit lastete auf seinen Schultern, also pachtete er Land dazu, um den Muli und später die Erntemaschinen zu amortisieren. Der Kredit war noch nicht abbezahlt, da kamen neue Geräte dazu, finanziert mit neuen Krediten. Ein Silo, ein Gebläse, Heuerntemaschinen und ich erinnere nicht mehr, was noch alles. So ging das immer weiter.

Der Bergbauer und seine Familie hatten nie Urlaub. Er arbeitete an allen Tagen der Woche. Die Berge drum herum waren Postkartenidylle pur, doch für ihn waren sie kein Urlaub, sondern alltäglicher Anblick. Erzählte ich dem Bauer von meiner fernen Heimatstadt Berlin, war das so, als berichte ich ihm vom Mond.

Später stellte er ganz auf Milchwirtschaft um. Nur noch Milchkühe, automatische Melkanlagen mit Rohren längs und quer durch den Stall, Kühlanlagen, Kraftfuttersilos, Fütterungsanlagen etc. Damit mehr Tiere in den Stall passten, wurden die Kühe enger gestellt. Amortisation war das alles bestimmende Zauberwort. Und darüber schwebten die Dauerschulden bei der Bank.

Es kamen Milchkühe mit höherer Leistung in den Stall, das Futter wurde angepasst und ein Silo reichte nicht mehr. Die Wiesen wurden ganzjährig gemäht und die Kühe blieben im Stall. Herumspazierende Kühe lieferten weniger Milch als Stalltiere mit präzise abgestimmten Futtermischungen.

Ich hatte begriffen, was es bedeutet, in eine Spirale zu kommen. Es gab keinen Ausweg mehr für den Bauern. Investition oder Untergang. Das Wohl der Tiere blieb auf der Strecke. Und das der Tiroler Bergbauernfamilie auch.

Heute denke ich manchmal daran, wenn ich all die schönen Produkte im Milchregal sehe. Ich schaue mir die Bilder an und denke, so idyllisch wie auf der Verpackung war es damals in Tirol.

EIGENTLICH REICHT ES, DIESES KAPITEL ZU LESEN

Bei der Milch scheiden sich die Geister. Die einen loben sie, andere empfehlen absolute Milchkarenz. Viele sind von ihrem hohen gesundheitlichen Wert überzeugt. Doch befragten wir unser Immunsystem, bekäme sie schlechte Noten. Wenden wir uns ratsuchend an die Milchwirtschaft oder die Europäische Union, sollten wir zum Wohle aller, zum Wohle unserer Knochen, für noch mehr Leistungskraft und schließlich zum Wohle unserer Wirtschaftskraft den Verbrauch drastisch steigern. Also was tun?

Seit dem ersten Erscheinen dieses Büchleins im Jahr 2007 hat sich viel getan. Damals waren es noch wenige, die vor der Milch[1] gewarnt hatten. Patienten waren sehr erstaunt, dass sie dieses Super-Lebensmittel meiden sollen, viel Aufklärung musste geleistet werden. Heute erlebe ich eher Zustimmung, „ja, das habe ich schon gewusst" oder „ich habe das schon ausprobiert". Biosupermärkte passten sich dem Trend an und trennen die Milchprodukte an der Käsetheke nach Herkunftstier. Und sie verkaufen immer mehr, was sich nicht Milch nennen darf, aber so aussieht.

„Pflanzenmilch" hat sich enorm etabliert. Eine immer größer werdende Palette an Milchersatzgetränken ist im Handel. Jeder Geschmack wird bedient, so gut wie alle Zubereitungsformen der Milch sind nun auch pflanzlich verfügbar. Pflanzliche Milch darf nicht Milch genannt werden, meistens werden sie daher

„Drink" genannt. Meine nicht repräsentative Zählung ergab rund 70 Sorten unterschiedlicher Drinks im Biohandel, die als Milch-Ersatzgetränke angeboten werden.[2]

2014 gab es noch keine Lupinendrinks, aber es wird sie bald geben. Lupinendrinks sind bereits entwickelt worden und sie kommen der Milch bezüglich der Inhaltsstoffe am nächsten. Auch bei den Verarbeitungsmöglichkeiten ist Lupinenmilch der Champion. Doch noch fehlt ein Hersteller, der dieses Produkt vermarktet. 2019, im Erscheinungsjahr dieser Auflage, ist das Angebot bereits unüberschaubar.

Seit 1990 beobachte ich nun die Wirkungen konsequenter Milchkarenz. Das bedeutet: wer keine Milch und keine Milchprodukte von der Kuh[3] mehr zu sich nimmt, erlebt erstaunliche Veränderungen seines gesundheitlichen Zustandes: Allergien aller Art nehmen ab, hoher Blutdruck normalisiert sich, Neurodermitis verschwindet, Darmkoliken ebben ab, Juckreiz hört auf, die Knochen werden stabiler, rheumatische Beschwerden werden gelindert oder klingen ab, das Gewicht reguliert sich von alleine zum Wohlfühlgewicht. Natürlich nicht immer und bei Jedem, aber immerhin so häufig, dass der Versuch lohnt. Er ist einfach, kostet nichts, braucht keine Medikamente und Therapien und kann täglich, heute, sogar sofort begonnen werden.

Wer Milch vom Rind sowie ihre Produkte, also Joghurt, Quark, Käse, Frischkäse, Schmand und so weiter bereits konsequent meidet oder heute damit beginnt, braucht nicht mehr weiter zu lesen. Die Wirkungen stellen sich von alleine ein. Eine weitere Lektüre dient nur noch der kognitiven Begleitmusik zum persönlich Erlebten.

Es gibt eine Ausnahme bei den Milchprodukten, das ist die Butter. In den Kuren, die bisher Azidosekuren und nun Intensivkuren genannt werden, gab es über die längste Zeit Butter auf dem Tisch. Das Eiweiß in der Milch (= Kaseine) sind es, welche viele Beschwerden hervorrufen. In der Butter ist kaum noch Kasein enthalten, daher machten wir hier in der Vergangenheit eine

Ausnahme. Seit 2013 biete ich in den Kuren Büffelbutter[4] an, so dass die Kaseine der Kuh vollständig gemieden werden können. Damit sind die Kuren und meine Ernährungsempfehlungen absolut frei vom Kasein der Kuh.

Noch einen Schritt weiter ging ich 2014 durch die Einführung der Margarinen von Firma Rapunzel. Über Geschmack darf bekanntlich gestritten werden; die einen mochten sie, die anderen nicht. Handelsübliche Margarinen[5], wie sie uns aus dem Supermarkt bekannt sind, lehnen wir ab.

VOM GENIESTREICH ZUR MOGELPACKUNG

Weiß ist sie und rein, der Innbegriff des Lebens und von höchster Qualität. Kein Nahrungsmittel ist so perfekt wie die Milch. Es gibt nichts, wovon sich ein Säugetier, also auch der Mensch, ausschließlich ernähren könnte. Die Milch liefert alles: sämtliche Eiweiße, Fette, Mineralien, genügend Flüssigkeit und die nötigen Abwehrstoffe. Die Milch ist das beste Nahrungsmittel, welches die ganze Natur hervorgebracht hat. Ausgerechnet in der Phase des rasantesten Wachstums braucht nur ein einziges Nahrungsmittel verzehrt zu werden: die Milch. Nach nur sechs Monaten verdoppelt der Säugling sein Gewicht, innerhalb von einem Jahr hat er es verdreifacht. Nie wieder gibt es ein derartig schnelles Wachstum in der menschlichen Lebensspanne. Und das nur mit Milch allein!

Warum mehren sich dann die Stimmen, dass Milch der Gesundheit abträglich wäre?

Mit keinem anderen Lebensmittel assoziiert der Mensch das Paradies. Dort fließen, so lesen wir es in der Bibel, Milch und Honig in Strömen. Kleopatra, die Schöne und Mächtige Ägyptens, konnte es sich leisten, in einer Mischung aus beidem zu baden. Wer möchte das nicht, obwohl diese Masse recht klebrig sein dürfte. Vielleicht ist das Bild auch nur eine schöne Vorstellung?

In alttestamentarischen Zeiten war die Milch schwer verfügbar. Es gab sie, so weit bekannt, von Ziegen, Schafen und vielleicht Kamelen, doch nur in der Menge, die zur Aufzucht ihrer Zicken, Lämmer und Kamelfohlen gebraucht wurde. Die Menschen musste also etwas abknapsen vom raren Gut.

Heute leben wir im Schlaraffenland. Jederzeit ist alles verfügbar. Milch gibt es in allen Variationen. In Deutschland konsumiert im Schnitt jeder Bundesbürger knapp einen Liter Milch pro Tag[6].

Wohlgemerkt im Schnitt, denn bei Einzelnen vervielfacht sich die Menge. 100 Gramm Käse entsprechen dem Verbrauch eines Liters Rohmilch, denn Käse ist komprimierte Milch. Doch 100 Gramm Käse sind rasch verzehrt. Ähnliches gilt für Quark sowie zahllose Milcherzeugnisse in Fertignahrungsmitteln. Und schon wird der eine Liter Milch pro Tag als Äquivalent zum Ausgangsprodukt stark überschritten.

Gäben wir einem Food-Designer die fiktive Aufgabe, das perfekteste Lebensmittel zu konstruieren, so könnte nur Milch dabei herauskommen. Denn nur sie enthält Kohlenhydrate, alle essentiellen Aminosäuren, zahlreiche Fettfraktionen gesättigt und ungesättigt, Flüssigkeit, Radikalenfänger, Vitamine, Mineralien, Spurenelemente, Immunglobuline für ein starkes Immunsystem und noch vieles mehr. Hätte der Mensch doch nur nicht eingegriffen. Nun ist sie haltbar, transportierbar, maschinenverarbeitbar und lagerfähig. Und enthält obendrein Stoffe, die für den Menschen nicht mehr gesundheitsverträglich sind?

MACHT MILCH DEN SCHLAPPEN MANN NOCH SCHLAPPER?

Kaum eine Maßnahme wirkt so entlastend auf das Immunsystem wie diese: weglassen von Milch, vom Käse und Quark. Auch keinen Joghurt mehr, ja nicht mal Kaffeesahne, und überhaupt einfach nichts, was mit Milch zubereitet wurde. Wenigstens sechs Wochen lang. Und wenn es sich gelohnt hat und die Müdigkeit verschwindet, gleich noch mal sechs Wochen anhängen.

Doch der Geist ist schwach und die Gewohnheiten sitzen tief. Schon beim Gedanken an dieses Experiment bemerken Betroffene, wie tief die Sucht sitzt. In diesem Fall wird von der Milchabhängigkeit oder im aktuellen Sprachgebrauch auch von Milchallergie gesprochen.

Sucht[7] auslösende Faktoren werden vom Betreffenden immer wieder „gesucht", denken Sie dabei an Zigaretten, Alkohol, Kaffee, Süßigkeiten, diverse Medikamente, obgleich ihre langfristig schwächende und schädigende Wirkung bekannt ist. Gleiches gilt für das Sucht auslösende Potential der Milch. Ein typisches Symptom bei Lebensmittelentzug sind Kopfschmerzen, wobei es zunächst gleichgültig ist, ob dieser Entzug auf Kaffee, Zucker oder Milchprodukte stattfindet. Diese beobachte ich leider häufig bei meinen Patienten, wenn sie die Milchprodukte weglassen. Dazu weiter unten mehr.

Sofern schon im Säuglingsalter Milch hinzugefüttert wird, oder sogar sofort nach der Geburt mit Milch ernährt wird, entsteht eine teilweise Durchlässigkeit des kindlichen Darmes für Milcheiweiße. Der Darm kann nicht lernen, zwischen den Milcheiweißen der Muttermilch und denen der Rindermilch zu unterscheiden. Das Rind ist dem Menschen genetisch relativ nah verwandt, es folgt eine scheinbare Akzeptanz mit fatalen Konsequenzen.

Nun treten komplexe Milcheiweiße über den Darm in das Blut ein und bringen dort das Immunsystem in Aktion, wodurch der Blutdruck steigen kann, denn Fremdkörper müssen wieder eliminiert werden. In der Folge fühlen Sie sich fitter, doch anschließend folgt Erschöpfung.

Das Fazit: das Aufputschmittel, also die „Droge", wird erneut gesucht, ein Teufelskreis schließt sich und Abhängigkeit entsteht. Nicht anders ist es im Prinzip beim Zucker, beim Alkohol und beim Koffein.

Beim Säugling geschieht etwas anderes. Der erwachsene Darm nimmt nur die kleinsten Eiweißbausteine, das sind Aminosäuren, auf. Im Säuglingsdarm gilt diese Regel jedoch nicht, da es in der Natur ökonomischer zu sein scheint, komplexere Eiweißgruppen, Peptide genannt, als Ganzes oder in großen Teilen zu resorbieren. Stammen diese Peptide von der eigenen Art (wie: von Mensch zu Mensch, von Rind zu Rind, von Katze zu Katze und so weiter), besteht kein Risiko für das Immunsystem. Werden jedoch artfremde Peptide vom kindlichen Darm in der Erwartung, sie wären von der eigenen Mutter, verstoffwechselt, werden sie erst in der Darmwand in den Payer'schen Plaques, in der Leber oder im übrigen Organismus von den Lymphozyten als Fremdeiweiß erkannt[8]. Die Folge sind Abwehrreaktionen, wie zum Beispiel der Milchschorf als Ausscheidungsversuch der „falschen" Peptide über die Haut. Oder Schleimhauterkrankungen wie die „ewige" Rotznase beim Kind, ständiger Fließschnupfen beim Erwachsenen, Asthma bronchiale, Kolitis ulcerosa, Morbus Crohn und Polypen im Rachenraum und Darm, die ebenfalls als Abwehrreaktion zu bewerten sind.[9]

Und schließlich wird bei frühzeitiger Zufütterung von

Milchprodukten der Darm niemals erwachsen. Ich unterstelle, dass die Därme vieler Erwachsener wegen andauernder Zufuhr von Kindernahrung, also den Milchprodukten, kindlich bleiben. Lässt sich so die Vorliebe vieler Erwachsener für Kindernahrung erklären? Alles soll möglichst weich, süß und leicht schluckbar sein. Nudeln und Teigprodukte rufen bei fast allen Menschen unseres Kulturkreises Entzücken hervor.

Möchten Sie es noch prägnanter lesen? Der Mensch ist das einzige Tier, welches noch im Erwachsenenalter Babynahrung zu sich nimmt. Milch ist Babynahrung, so hat es die Natur ersonnen.[10]

Ein Kasein ist eine Aminosäurenkette aus 209 Kettengliedern. Der Darm muss hier den Durchblick behalten, denn er spaltet alle diese 209 Aminosäuren fein säuberlich auf. Nun ist an Position 67 der Kette ein Problem entstanden, eine falsche Aminosäure hat sich dort eingeschlichen. Diese Milch wird heute Beta-Casein-A1-Milch oder kurz A1-Milch genannt. Milch ohne diese falsche Aminosäure wird A2-Milch genannt.[11]

A1-Milch wird im Darm zu einem Morphin verstoffwechselt. Morphin gehört zu den Opiaten und hat viele Wirkungen, eine davon ist Abhängigkeit. Abhängigkeit von Milch und Milchprodukten?

Empfehle ich meinen Patienten, Milchprodukte aus ihrem Kühlschrank zu verbannen, bekomme ich nicht selten die Antwort „Und wovon soll ich dann noch leben?". Bingo, die Abhängigkeit wurde erkannt, Milchprodukte sind hier offenbar zum Hauptnahrungsbestandteil geworden.

Zwei der Entzugserscheinung von Opiaten sind Kopfschmerzen und Missmut. Wieder Bingo, das genau ist es, was meine Patienten leider oft erfahren müssen, wenn sie meinem Rat folgen. Und wie werden sie diese Nebenwirkungen wieder los? Käse essen zum Beispiel, und schon ist alles wieder gut.

Muttermilch, Ziegenmilch und Schafsmilch enthalten nur Beta-Casein-A2; sowie die Milch von ein paar alten Rinderrassen. Ein Zufall? Natürlich erkannten Wissenschaftler das A1-Dilemma und einige Züchter legen großen Wert darauf, dass ihre Tiere nur A2-Milch abgeben. In Neuseeland ist ein eigener Markt um A2-Milch entstanden, in Deutschland gibt es Nischenprodukte. Unterschiede im Aussehen und Geschmack der Milch gibt es keine, dafür jedoch im Preis. Erwarten Sie daher bitte nicht, A2-Milch im Supermarkt zu erhalten.[12]

DIE WIRKUNG AUF DEN DARM

Kommt der Darm über Jahre hinweg immer wieder mit Milcheiweiß in Verbindung, schwächt sich zwar die akute Reaktion ab, die Verbindungsstellen zwischen den Darmwandzellen jedoch werden undicht. Es kommt zu mikroskopischen Verletzungen in den Schleimhäuten, dem Leaky Gut Syndrome[13], und damit zum unkontrollierbaren Übertritt von Eiweißen auch aus anderen Quellen. Die Folge sind allergische Reaktionen aller Art.

Auf diesem Wege entstehen Allergien, als deren Auslöser die Milch nicht mehr erkannt werden kann. Milchallergien werden zwar in den letzten Jahren häufiger diagnostiziert, aber bei weitem nicht so oft wie Pollenallergien, Hausstauballergie, Tierhaarallergien und Nahrungsmittelallergien.

Das ist der Grund, warum viele Allergien wie von selbst verschwinden, wenn Milchprodukte konsequent gemieden werden. Der Darm heilt und kann seine zentrale Immunfunktion wieder erfüllen.

WAS IST EIGENTLICH MILCH?

Milch ist das Drüsensekret eines weiblichen Säugetiers, von der Natur für die Aufzucht der Nachkommen während des ersten Lebensabschnitts vorgesehen. Dieser beginnt beim Menschen sofort mit der Geburt und wird mit dem Übergang vom Säugling zum Kind schleichend beendet.

Schauen Sie sich die Transportwege der Milch an, offenbart sich ein großer Unterschied zwischen dem natürlichen Weg und der industriellen Umgangsweise. Milch reagiert ausgesprochen empfindlich auf jede Art von Veränderung. Kontakt mit Sauerstoff, Erhitzung und Abkühlung, Lagerung, Druck und Saugdruck greifen unmittelbar in ihre Struktur, Haltbarkeit und in ihre Lebendigkeit ein.

MODIFIKATIONEN DER MILCH VON KUH ZUM MENSCH

So sieht der natürliche Transportweg dieses hochvitalen Lebensmittels aus:

1. Keine Temperaturveränderung: von der mütterlichen Brust zum Mund des Kindes bleibt die Milch konstant 37 Grad Celsius warm.
2. Keine Druckveränderung.
3. Kein Vakuum, vom Saugen des Säuglings abgesehen.
4. Keinerlei Sauerstoffkontakt vom Produktionsort zum Endverbraucher.
5. Keine Zwischenlagerung.
6. Keine Veränderung in der Zusammensetzung vom Ursprung bis zum Ziel.
7. Kein Wechsel von einem Säugetier zum anderen. Der Säugling saugt Muttermilch, das Kalb Rindermilch (Kuhmilch), das Fohlen Stutenmilch.

Im Gegensatz dazu steht die molkereitechnische Verarbeitung. Zusammengefasst können folgende Eingriffe beschrieben werden:

1. Rasche Abkühlung nach dem Melken auf 7 Grad Celsius.
2. Erhitzung in der Molkerei auf bis 75 Grad für die Pasteurisierung, auf bis zu 143 Grad bei H-Milch.

3. Erneute Abkühlung für die Lagerung, die Weiterverarbeitung und den Transport.

4. Das Vakuum beim Melken beträgt 0,4 Bar.

5. Transport durch Rohrleitungen zur Kühlung mit Hilfe von Pumpen, hohe Drücke beim Weitertransport.

6. 150 bis 300 Bar für die Homogenisierung.[14]

7. Lagerung von Frischmilch 7 bis 14 Tage, H-Milch ein halbes Jahr, ESL-Milch dazwischen.

8. Tiefe Eingriffe in die Struktur der Rohmilch: Entrahmung, Veränderung des Proteingehalts.

9. Zerstörung vieler wertvoller Komplexe wie Vitamine, Enzyme, Fett- und Eiweißfraktionen.

10. Speziell die Vitamine B12 und C können bis zu 100% zerstört werden. Vergleiche auch die Tabelle am Ende dieser Liste.

11. Wechsel in der Art, bekanntlich vom Rind zum Menschen.

Verlust an Vitaminen in Bezug zum Ausgangsprodukt Rohmilch:					
	Vitamin B_1	Vitamin B_2	Vitamin B_{12}	Folsäure	Vitamin C
Pasteurisierung	bis 10 %	bis 8 %	bis 10 %	bis 10 %	5 bis 15 %
H-Milch	5 bis 15 %	bis 10 %	10 bis 20 %	5 bis 20 %	10 bis 20 %
Sterilisierung	20 bis 50 %	20 bis 50 %	20 bis 100 %	30 bis 50 %	30 bis 100 %

DIE GESCHICHTE DER MILCHKUH

Bereits vor 7000 Jahren stellten Sumerer in Mesopotamien[15] Butter und Käse in ihrer Tempelmolkerei als Opfergabe für die Götter und für Butterlampen her. In der Antike waren Milch und Honig ein Synonym für Schönheit, Reichtum und Geisteskraft. Die Milch ist Sinnbild des Lebens und bekommt einen sehr hohen Stellenwert unter den Lebensmitteln.

Doch übersehen wir, dass es sich bei den Muttertieren biblischer Zeiten nicht um die uns heute bekannte Milchkuh handelte, sondern je nach Region zum Beispiel um Ziegen-, Schafs, Kamel- oder Büffelmilch. Die Bezeichnung „Kuh" wird für viele Muttertiere gebraucht, denke Sie dabei an die Elefantenkuh oder die Giraffenkuh.

Im Mittelalter wurden polnische Auerochsen domestiziert. Nicht jedoch der Milch wegen, sondern um den Auerochsen als Arbeitstier zu benutzen. Der Rücken dieses noch sehr kleinen Tieres, Vorfahre der heutigen Milchkuh, reichte gerade mal bis zum menschlichen Bauchnabel. Der letzte Auerochse starb 1627 in einem fürstlichen Tiergarten in Polen.

VON DER KUH UND IHREN MILCHMENGEN

Die moderne Milchkuh gibt es erst seit knapp 200 Jahren. 1850 züchtete und handelte Bauern Kühe bereits wegen ihrer guten Milchqualität. Noch war die Milchmenge konstant: genau so viel, wie ein Kalb zum Wachstum brauchte. Um 1900 lieferte eine Milchkuh rund 2.000 Liter[16] Milch pro Jahr. Seit 1982 konnte diese Menge durch Züchtungserfolge erheblich gesteigert werden und liegt nun bei rund 6.200 Liter. Hochleistungskühe bringen es bereits auf 10.000 Liter, Turbo-Kühe liefern sogar 15.000 Liter und mehr. 2018 liegt der Rekord bei knapp 33.000 Liter pro Jahr![17]

Knapp 600 Liter Blut müssen durch das Euter der Kuh strömen, um einen Liter Milch zu erzeugen. Nun ist leicht vorstellbar, dass hohe Produktionsmengen zu Lasten der Gesundheit der Tiere gehen. Diese Kühe bringen weiterhin nur ein Kalb zur Welt, was veranlasst sie also, derartig viel Milch zu produzieren?

Die soeben genannte Turbo-Kuh mit 15.000 Liter Jahresleistung muss also pro Tag rund 25.000 Liter Blut durch ihren Euter schleusen, um über 41 Liter Milch täglich zu produzieren, die nicht von ihrem Kalb, sondern von Menschen konsumiert wird. Für ihr Kälbchen hätten im Schnitt acht Liter Milch genügt. Fünf mal acht sind vierzig, sie wird also hormonell gezwungen, fünf Nachkommen zu ernähren.

Die heutige Krankheitsanfälligkeit der Milchkühe ist erheblich, ihre Osteoporose-Rate leistungsbedingt ebenfalls. Auch ist die Zusammensetzung der Milch je nach Milchleistung und

Kraftfuttermischung[18] starken Schwankungen unterworfen. Insbesondere der Orotsäuregehalt der Milch sinkt bei hohen Produktionsraten; Orotsäure stärkt die Immunabwehr des Kalbes und auch des Menschen. Der durchschnittliche Kraftfutterzusatz beträgt 2.500 Kilogramm pro Jahr und Kuh, doch die moderne Zusammensetzung des Futters hat sich dramatisch verändert.

Hohe Milchleistungen und Maschinenmelkung führt häufig zur Mastitis, zur Euterentzündung, mit Einengungen des Zitzenkanals. Den Milchabflussstörungen wird mit Verweilröhrchen oder Einschnitten begegnet, wodurch wiederum das Eintreten von Bakterien und Wundsein begünstigt wird.

Sowohl die Milchmenge als auch eine relativ lange Laktationsperiode der Milchkuh werden hormonell gefördert. Um bereits während der Laktation eine erneute Befruchtung zu ermöglichen, wird mit Östrogenen und Gestagen im Futter nachgeholfen. Diese Hormone treten teilweise in die Milch über und gelangen, sofern sie nicht durch Erhitzung zerstört werden, zum Verbraucher, wo sie auf die hormonelle Regulation des Menschen einwirken. Möglicherweise hat das hohe Brustkrebsrisiko bei Frauen auch mit der Zufuhr von weiblichen Geschlechtshormonen in unterschwelligen Dosen zu tun?

Das alleine wäre Grund genug, keine Milchprodukte zu sich zu nehmen.

KRAFTFUTTER UND SILAGE

Während nun also in der allgemeinen Vorstellung eines Städters wie mir die Kühe auf der Weide leben und dort gemütlich ihr Gras fressen, stehen sie heute überwiegend im vollklimatisierten Stall und sehen Zeit ihres Lebens keinen einzigen Sonnenstrahl. Automatisiert bekommen sie gehäckseltes Fertigfutter in der Konsistenz von Frühstücksmüsli, Pellets genannt. Darin enthalten sind Masthilfsmittel wie die schon genannten Hormone, sowie Appetitförderer, Aromastoffe und Medikamente. Hinzu kommt das Kraftfutter, welches überwiegend in Mittel- und Südamerika produziert wird und dort als Primärnahrungsmittel fehlt, insbesondere Soja. In einigen Ländern der Erde werden DDT, Lindan und Pestizide unkontrolliert verwendet und gelangen über die Milch kontinuierlich in die Lebensmittelkette.

Um sich in Mitteleuropa von Witterungseinflüssen unabhängig machen zu können, wird das Heu fast ausschließlich siliert, also erntefeucht entweder in Standsilos oder in Silo-Plastikballen gepresst. In diesen Silos kommt es zu Gärungsprozessen, die von der Ausgangsfeuchte, Umgebungstemperatur und Düngung, also auch von der Gülleausbringung zuvor, in Gang gebracht wird.

Immer mehr Bauern beobachten, dass der Mist ihrer Kühe auch nach einem Jahr unverändert auf den Feldern liegen bleibt, da Antibiotikazugaben im Futter[19] die Darmflora der Rinder verändert oder zerstört und eine Verrottung des Mists kaum noch in Gang kommt. Gleiches gilt auch für die Gülle, die daher nicht mehr als Düngemittel, sondern als Sonderabfall behandelt werden sollte.

Die nicht vom Boden resorbierten Reste der vorjährigen Gülle- und Mistausbringungen gelangen mit der darauffolgenden Heuernte in die Silage und damit ins Tierfutter zurück.

In unsachgemäß hergestellter Silage bilden sich Buttersäurebakterien und Clostridien, letztere sind sporenbildende, äußerst giftige und hitzeresistente Bakterien. Bekommt die Stallkuh ihre Pellets von Fütterungsmaschinen in den Trog gequetscht, kann sie die Nahrung nicht mehr differenzieren und kontaminiert sich permanent mit Bakterien und Schimmelpilzen aller Art.[20] Darmgasbildung ist die verheerende Folge. Auch lässt sich mit der Milch dieser Kühe ohne weitere Zusätze kein vernünftiger Käse mehr herstellen.[21]

MILCHPRODUKTE UND NITRAT

Käsereien müssen aus diesem Grund 50 Gramm Nitrat pro Kilogramm Käse zusetzten, um das Zerreißen des reifenden Käses zu verhindern, da selbst dort die Gärung unkontrollierbar fortgesetzt würde. Nitrat wandelt sich im Käse zu dem Zellgift Nitrit um und verbindet sich mit den Aminen des Käses zu krebserregenden Nitrosaminen.[22]

Alleine das wäre Grund genug, jeglichen konventionell hergestellten Käse konsequent zu meiden.[23]

ROHMILCH UND H-MILCH

Nur unter der Bezeichnung Rohmilch wird die völlig unbehandelte beziehungsweise lediglich gekühlte Milch verkauft. In dieser Milch ist neben vielen Vitaminen und Enzymen auch noch ein antibakterielles System enthalten, welches mehrere Stunden lang das Wachstum von Bakterien in der Milch wirkungsvoll hemmt. Die Enzyme Lysozym und Lactoferrin binden Eisen und schützen vor pathogenen Keimen. Jede Erhitzung mindert diese natürlichen Systeme. In Sterilmilch, ESL-Milch und ultrahoch erhitzter Milch = H-Milch sind sie nicht mehr vorhanden.

ESL bedeutet „Extended Shelf Life", also "längere Haltbarkeit im Regal". Die Milch wird stärker erhitzt und es ist ansonsten den Molkereien überlassen, wie sie die Milch haltbarer machen.

HOMOGENISIERUNG UND ARTERIOSKLEROSE

Für eine bessere Maschinenverarbeitbarkeit wird Milch homogenisiert. Dazu werden die Fett- und Eiweißpartikel unter hohem Druck von 3 bis 6 Nanometer auf 1 Nanometer Durchmesser zerkleinert. Fettpartikel können nun nicht mehr aufrahmen. Die Milch ist und bleibt homogen.

Der Pressdruck beträgt 150 bis 300 Bar, die Milch wird durch haarfeine Siebe gepresst und anschließend, je nach Verfahren, auf eine Stahlplatte geschleudert.

In der Hülle der natürlichen Fettkügelchen befindet sich das Enzym Xanthinoxydase. Dieses wird durch die Homogenisierung in das Fett gequetscht und kann so von den eiweißspaltenden Enzymen des Magens nicht mehr erfasst werden. So gelangt Xanthinoxydase über den Dünndarm ins Blut.

Der Körper produziert jedoch selbst das Enzym Xanthinoxydase, welches im Dünndarm und in der Leber vorkommt. An den Gefäßwänden und im Herzen hat Xanthinoxydase nichts zu suchen, denn dort sorgt ein weiteres Enzym, das Plasmalogen, dafür, dass die Blutgefäße elastisch bleiben. Xanthinoxydase und Plasmalogen reagieren miteinander und fallen gemeinsam als oxidiertes Fettaldehyd aus. So entsteht ein Mangel an Plasmalogen und die Blutgefäße werden brüchig.

Als Reparaturmechanismus dichtet der Körper die Blutgefäße mit Fettstreifen und später mit Cholesterin wieder ab, sodass die Gefäßverkalkung als Reparaturmechanismus gegen brüchige Blutgefäße verstanden werden muss.

FETTE UND LANGE HALTBARKEIT DER MILCH

In der Butter finden sich bis zu 80 unterschiedliche Fettsäuren. Der Gehalt an Fettsäuren unterscheidet sich stark je nach Rasse, Fütterung und Laktationsstadium.

Das in der Rohmilch enthaltene Enzym Lipase greift alle beschädigten Fettkügelchen und das aus ihnen austretende Fett an. Dadurch wird die homogenisierte Milch ranzig, denn hier sind fast alle Fettkügelchen zerstört. Im gekühlten Zustand geht dieser Vorgang langsamer vonstatten.

Pasteurisieren macht das Enzym Lipase wieder unwirksam. Homogenisierte Milch enthält nur zerstörte Fettkügelchen, doch ohne wirksame Lipase wird die in ihrer Struktur zerstörte Milch dennoch nicht ranzig. Der Prozess des Verderbens ist daher nicht schmeckbar. Die Milch schmeckt gut, auch wenn das Fett verdorben ist.

DARMREIZUNGEN UND LAKTOSE

Viele Menschen leiden unter Laktoseunverträglichkeit. Geradezu epidemisch tritt sie auf und Fachleute grübeln derzeit, wie das möglich ist. Vielleicht wurde sie in der Vergangenheit oft übersehen? Das ist gut möglich. Oder ist sie eine Zeiterscheinung? Zwei diskutierte Ansätze sind die unter Dauerstress stehenden Darmfloren moderner Menschen sowie die genetische Durchmischung der Weltbevölkerung. So oder so passten sich die Molkereien und Käsereien sehr rasch an und bieten nun zahlreiche Milchprodukte ohne Laktose, also ohne Milchzucker, an.

Laktose kommt in allen Milchprodukten vor, also auch in solchen, die nicht von der Rinderkuh stammen. Wird die Laktose im Darm nicht mit Hilfe des Enzyms Laktase gespalten, gelangt sie unverändert in den Dickdarm, wo sie von den Darmbakterien begierig aufgenommen wird. Dort entstehen nun quälende Gase, welche Bauchschmerzen und Unwohlsein verursachen. Einige meiner Patienten helfen sich, indem sie Enzyme gleichzeitig zu milchhaltigen Mahlzeiten oder Getränken einnehmen.

Ab und zu kommen traurige Patienten in meine Praxis. Sie erhielten die schwere Diagnose, dass sie einen genetischen Defekt hätten, welcher bei ihnen zum Enzymmangel führt. Sie können keine Laktase bilden. Ich beruhige sie mit dem Hinweis, dass rund 95% der Weltbevölkerung diesen „Defekt" habe und umgekehrt eigentlich die Menschen mit Laktase im Darm einen „Fehler" hätten, welcher sich bei ihnen über viele Generationen eingeschlichen hat.

Erleben wir aktuell eine Zeit, in der diese Fähigkeit zur

Laktasebildung wieder verschwindet? Auffällig ist, wie viele junge Menschen betroffen sind. Ihnen rate ich, ganz die Finger von Milchprodukten zu lassen. Die Begründungen können Sie weiter oben nachlesen.

DIE MACHT DER GEWOHNHEIT

Diese Zusammenstellung könnte eine Einstiegshilfe in den konsequenten Verzicht auf Milch, Käse und Quark sein. Wäre da doch nicht der Geschmack, an den Menschen sich so sehr gewöhnt hat und den nun keiner mehr missen möchte.

Interessanterweise lässt sich beobachten, dass Menschen, die diesen Schritt konsequent machen, zwar zunächst gerne auf Ziegen- und Schafmilchprodukte umsteigen, aber ganz von selbst ihre Verzehrmengen verringern. Damit ließe sich der Verdacht erhärten, dass Milchprodukte zwar ein gewisses Suchtpotential beinhalten, Milchprodukte von anderen Tieren jedoch nicht. Oben bin ich ausführlich darauf eingegangen.

Gerade jedoch wegen des Suchtpotentials ist es erforderlich, zumindest am Anfang auch auf kleinste Mengen Milchzufuhr zu verzichten. Ähnlich wie der Raucher das Rauchen nicht lassen kann, wenn er hier und da mal „dran zieht", tritt auch bei der Milchkarenz der gesundheitliche Nutzen viel schneller ein, wenn sogar auf die Milch oder Sahne im Kaffee verzichtet wird. Und ebenso auf alle Süßigkeiten, in denen Milch mitverarbeitet worden ist, also auch Milchschokolade.

ZUM AUTOR

Ich heiße Sebastian Bartning, wurde 1957 in Berlin geboren und bin mit Carola Bartning verheiratet.

In meiner Kindheit war Milch ganz wichtig, sie wurde von der Molkerei in Glasflaschen mit Aludeckelchen geliefert. Doch ich war immer stark übergewichtig und sehr oft krank. Früh begann schon der Haarausfall, von dem eine ganze Generation Männer betroffen sein sollte. Als ich 17 Jahre alt war, öffneten die ersten Bioläden in Berlin, die ich mit Warenlieferungen und Regale aufstellen unterstütze. Meine Lebensmittel kaufte ich dann dort ein, was in dieser Zeit als exotisch galt.

So entwickelte sich mein Interesse für das Wechselspiel zwischen Ernährung und Gesundheit. Seit meinem 18. Geburtstag aß ich nur noch biologisch angebaute Lebensmittel und keine tierischen Produkte mehr. Damit fielen schlagartig alle Milchprodukte weg. Erst viel später realisierte ich, wie viele meiner Beschwerden verschwunden waren. Auch normalisierte sich mein Körpergewicht wie von selbst.

1991 wurde ich mit dem Wunsch Heilpraktiker, Menschen auf ihrem Heilungsweg zu begleiten. Die Ernährung entpuppte sich dabei als entscheidender Schlüssel zur Gesundheit. Auch entdeckte ich meine Freude an der Weitergabe meines Wissens und halte daher viele Vorträge. In der Schweiz lehre ich medizinische Fächer und bin von Tag zu Tag begeisterter, wie geduldig-selbstheilend und fein austariert der Mensch funktioniert, wenn man ihn mit gesunden Rohstoffen versorgt. In unserer Berliner Praxis sind meine Frau und ich als Heilpraktiker, Fastenleiter und Yogalehrer aktiv. Zu Hause essen wir vegan und unterwegs vegetarisch.

Zum Schluss ein Hinweis zu der Ihnen vorliegenden Ausgabe. Beim Konvertieren der Druckdatei gab es Probleme mit den Überschriften, Umlaute wurden verschluckt. Meine Nachfrage bei der Redaktion ergab, das Problem sei bekannt, die Lösung steht noch aus. So änderte alle Überschriften mit Umlauten zum Beispiel von „Macht Milch müde Männer müder?" in „Macht Milch den schlappen Mann noch schlapper?". Klingt ein bisschen schlapp, fand ich, doch die Aussage bleibt hoffentlich dieselbe. Ich hoffe, Sie können diesen kleinen Makel verzeihen.

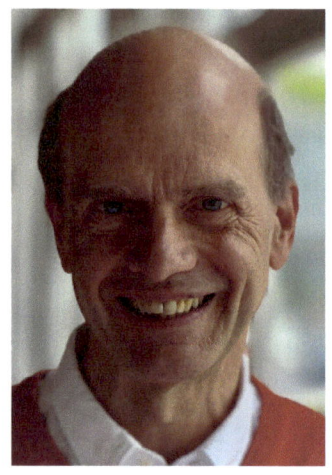

WEITERE AUSGABEN
IN DIESER REIHE

Dieser 3. Band erscheint seit 2005 in einer kleinen Serie von medizinischen Texten im Selbstverlag und hat als Druckversion inzwischen die 22. Auflage erreicht. Für die vorliegende Druck-on-Demand-Ausgabe wurde der Inhalt überarbeitet und aktualisiert.

Band 1: Azidosetherapie – was bedeutet das?

Band 2: Bindegewebe und Grundregulation

Band 3: Milch ohne Mumm

Band 4: Heilkost liebt Balance

LITERATURTIPPS ZUM THEMA MILCH

Milch besser nicht, 2013, Maria Rollinger
www.milchbessernicht.de

Der Murks mit der Milch, 2013, Max O. Bruker
www.emu-verlag.de

Heilfasten für Dummies, 2019, Carola und Sebastian Bartning
https://www.wiley-vch.de/de/shop/bookfinder?q=heilfasten

Copyright © 2019 für alle Bücher aus dieser Reihe
Sebastian Bartning
Alle Rechte vorbehalten

FUSSNOTEN

[1] Immer, wenn von der „Milch" die Rede ist, meine ich die Milch der Rinderkuh. Diese Nomenklatur entspricht auch der Gesetzgebung bei der Angabe der Inhaltsstoffe: enthält ein Produkt „Milch", ist die Milch der Rinderkuh gemeint.

[2] Milch und Milchprodukte werden mit einer Mehrwertsteuer von 7 Prozent belegt und subventioniert, auf die hier genannten Drinks werden 19 Prozent erhoben und es gibt keine Subventionen. Milchprodukte unterliegen einem extremen Verdrängungswettbewerb, Bauern klagen ständig, dass sie ihre Milch unter dem Herstellungspreis verkaufen müssen. Bei Drinks bezahlen Sie den tatsächlichen Gestehungspreis. So erklären sich die Unterschiede im Preis, welche leicht das Doppelte bis Dreifache betragen können.

[3] Zur besseren Lesbarkeit verwende ich den Begriff „Kuh" als Synonym für die Kuh des Hausrindes oder eben der Hausrindkuh.

[4] Die Zusammensetzung der Fette und Kaseine der Milch des Wasserbüffels unterscheiden sich von denen der Milch der Rinderkuh.

[5] Die Umesterung der meisten im Handel erhältlichen Margarinen erlaubt es zwar, ein streichfähiges Pflanzenöl zu erzeugen, bringt aber Fette in den Darm, die in der Natur nicht vorkommen und damit nur unter großem Aufwand verstoffwechselt werden können. Zusätzlich enthalten manche Margarinen auch Milcheiweiße, welchen Sie ja eigentlich aus dem Weg gehen wollte. Auf der anderen Seite wurden im Biosektor in den letzten Jahren einige hervorragende pflanzliche Margarinen entwickelt, welche ohne Umesterungsprozesse streichfähig gemacht werden konnten. Diese sind meiner Ansicht nach empfehlenswert und dürfen als Alternative zur Butter angesehen werden.

[6] 28 Millionen Tonnen Milch pro Jahr geteilt durch 85 Millionen Bundesdeutsche = 330 Liter pro Jahr = 0,9 Liter pro Tag. Der Verbrauch an Trinkmilch ist rückläufig, der Verbrauch an Käseprodukten steigt kontinuierlich (1995–2012).

[7] Der Begriff „Sucht" leitet sich nicht von „suchen" ab, sondern von „siechen", dem altdeutschen Wort für „krank" oder „kringelnd". Bekannt aus dem deutschen Begriff für Tuberkulose = Schwindsucht. Diese Krankheit ließ die Menschen siechend dahinschwinden.

[8] In China gab es 2008 den sogenannten Melamin-Skandal, ausgelöst durch Melamin im Milchpulver, einer farblosen Substanz zur Herstellung

von Klebstoffen zum Beispiel in Spanplatten. Melamin wurde zur Streckung von Pulvermilch verwendet, um einen höheren Preis zu erzielen. Sechs Säuglinge starben an Nierenversagen und knapp 300.000 Säuglinge erkrankten ernsthaft, jedoch kein einziger Erwachsener. Hier und dort wird Melamin bestimmt auch von Erwachsenen konsumiert worden sein, zum Beispiel, um zu viel vorbereitete Fertigmilch nicht wegwerfen zu müssen oder weil sie an ältere Geschwister verköstigt wurde. Der Säuglingsdarm geht davon aus, dass bestimmte zugeführte Eiweißgruppen von der eigenen Mutter stammen müssen, und übernimmt größere Bausteingruppen, Peptide genannt, als Ganzes. Diese gelangen direkt ins Blut und innerhalb von weniger als einer Minute so auch in die Nieren, wo sie die Nierengefäße (Tubuli) verstopfen. Ein erwachsen gewordener Darm lässt so etwas nicht zu und spaltet alle spaltbaren Peptide entweder in Aminosäuren oder scheidet die nichtspaltbaren Peptide über den Darm aus. – Nun könnte der Einwand gemacht werden, dass Melamin in Milchpulver nichts zu suchen hat. Doch bei meiner Recherche stellte ich fest, dass die WHO Grenzwerte für Melamin festgelegt hat, nämlich maximal 1 mg pro Kilogramm Milchpulver für Kindernahrung und 2,5 Milligramm pro Kilogramm Milchpulver in sonstigen Lebensmitteln. Es scheint sich also keineswegs nur um ein Problem von China zu handeln. – Update 2019: Hersteller von Babynahrung in Deutschland produzieren an ihrem oberen Limit, da eine extrem große Nachfrage aus China kaum zu befriedigen ist. Milchpulver wird hierzulande von einer „Ameisenarmee" eingekauft und in kleinen Paketen nach Hause verschickt sowie im Fluggepäck nach China mitgenommen. Grund für den kostspieligen Transport ist das unverändert vorhandene Misstrauen chinesischer Eltern in diese Produkte aus heimischer Produktion.

[9] Die schleimbildende Wirkung von Milch ist bekannt. Milch mit Honig wird bei trockenem und reizendem Hals empfohlen. Folge: die Halsschleimhaut versucht, die Milch abzuwehren und produziert vermehrt Schleim. Der Hals ist nicht mehr trocken. Schließlich sollen Medikamente nicht mit Milch heruntergeschluckt werden, davor warnen viele Beipackzettel. Die abwehrende Schleimproduktion des Darmes behindert die Medikamentenaufnahme, wodurch dieses nun in der Toilette landet.

[10] Der Darm bekommt aus diesem Grund nicht die Möglichkeit, wirklich „erwachsen" zu werden. Bekommt ein Mensch die ersten neun Lebensjahre keine Milchprodukte, verlangt er später nie nach Milch, er macht sich einfach nichts daraus. Darmrohr und Neuralrohr, die Ausgangsorgane für alle Verdauungsorgane bzw. für das ganze Nervensystem, entwickeln sich erstaunlich parallel. Auch ist ihr Stoffwechsel sehr ähnlich. Möglicherweise, das ist eine These, behindert also eine Ausreifung des Darmes auch das Erwachsenwerden des Gehirns? Aktuelle Forschungen zum Darmnervensystem in Bezug zum Gehirn würden diese These unterstützen.

[11] Statt der Aminosäure Prolin wird an Position 67 Histidin gebildet. Der Unterschied sieht winzig klein aus, bedenken Sie jedoch, dass alle übrigen

208 Aminosäuren gleich bleiben. A1-Milch und A2-Milch verhalten sich im Darm jedoch unterschiedlich. A2-Milch wird komplett aufgespalten, A1-Milch nicht, so dass stattdessen im Darm ein Opiat, das Beta-Casomorphin-7, entsteht. Beta-Casomorphin-7 wirkt auf die Opioid-Rezeptoren des Darmes und des Immunsystems. Es kann die Verdauung verlangsamen und Verstopfung verursachen. Langfristig führt es zu koronaren Herzkrankheiten, Diabetes mellitus und Leaky Gut Syndrom, in letzter Zeit auch „Sickerdarm" genannt. – Kurz gesagt, es wirkt wie Opium in sehr schwacher Dosierung. Opium ist eine Droge und auf Dauer nicht gesund. Nun verstand ich, warum Milch eine Art Abhängigkeit erzeugt. – Natürlich wird das Thema kontrovers diskutiert. Erst in einigen Jahren werden wir über bessere Erkenntnisse verfügen. Doch bis dahin ist Milchkarenz die sicherere Maßnahme. Und vor allem die einfachere, wenn Sie bedenken, wie schwierig die genannten Krankheiten zu behandeln sind und welche Einschränkungen der Lebensqualität sie mit sich bringen.

[12] Der Großteil der europäischen und amerikanischen Rinderrassen gehört der Subspezies Bos primigenius taurus an, dazu gehört auch die in Deutschland häufige Rasse Holstein. Diese Tiere produzieren weitestgehend A1-Milch. Ausnahmen bilden die Rassen Jersey, welche teils A1- und teils A2-Milch produziert, sowie die Rasse Guernsey, welche überwiegend A2-Milch produziert. Daher verkauft eine Molkerei in Neuseeland ausschließlich Milchprodukte von Guernsey-Rindern, und sie verkauft ihre Produkte gut. – Update 2019: Inzwischen bieten einige Bauern, Molkereien, Einzelhändler und Lebensmitteldiscounter in Deutschland, Österreich und der Schweiz A2-Milch an.

[13] Leaky Gut Syndrome = „undichter Darm-Syndrom" oder kurz „der undichte Darm" genannt. Die permanente Entzündungsreaktion im Darm zerstört auf Dauer die Tight Junctions = Verbindungsstellen zwischen den Darmwandzellen = Enterozyten. Als Folge davon treten die Nahrungsbestandteile nicht mehr komplett durch den Darm als Resorptions- und Kontrollorgan in das Blut ein, sondern auf kurzem Wege direkt in Blut und Lymphe über.

[14] Zum Vergleich: ein PKW-Reifen hat einen Druck von 1,5 bis 3 Bar.

[15] Das entspricht der Lage des heutigen Iran, Irak, Teilen Pakistans und angrenzender Ländereien.

[16] Korrekt wird die Milchmenge in Kilogramm angegeben. Da aber das spezifische Gewicht von Wasser und Milch beinahe identisch ist, bleibt es hier bei der griffigeren Angabe in Litern.

[17] Im Januar 2019 wurde die rund vier Jahre alte Milchkuh Lea für ihre Gesamt-Milchleistung von 100.000 Liter in Thüringen prämiert. Eine in der Milchwirtschaft mittlerweile häufige Ehrung für die Zuchterfolge in Familienbetrieben. Von der Turbo-Kuh ist Lea jedoch noch weit entfernt.

[18] Futtermittel: Die Vorschriften über die Sicherheit von Futtermitteln werden weiter verschärft. EU-Rat und Parlament verabschiedeten am

22. Juli 2003 die Verordnung zur Überwachung der Verwendung von Futtermittelzusatzstoffen. Ab 1. Januar 2006 wurden vier weitere Antibiotika als Zusatzstoffe in Futtermitteln verboten. Dabei handelt es sich um Monensin-Natrium, Salinomycin-Natrium, Avilamycin und Flavophospholipol. 2014 versucht der Gesetzgeber weiterhin, Antibiotika aus der Tiermast zu verbannen. Doch eine gute Lobbyarbeit scheint dieses Ziel immer weiter hinaus zu zögern. Kernargument ist, die Tiere in modernen Stallungen würden allesamt erkranken, nähme der Bauer die Antibiotika aus dem Futter. Und die Folge wäre ein Zusammenbruch der Lebensmittelversorgung der Bevölkerung. Wie hoch der Preis für diese Versorgungssicherheit ist, erfährt ein schwerstkranker Mensch erst, wenn lebensrettend eingesetzte Antibiotika nicht mehr wirken, weil seine Krankheitskeime bereits multiresistent geworden sind.

[19] Antibiotika in der Landwirtschaft (1): Landwirtschaftliche Böden in Regionen mit intensiver Tiermast werden reichlich mit Antibiotika gedüngt. Eine Studie des Umweltbundesamtes schätzt, dass dort jedes Jahr mit der Gülle auch Tetrazykline in der Größenordnung von einigen hundert Gramm bis zu wenigen Kilogramm je Hektar ausgebracht werden. Tetrazykline machen gut die Hälfte der Antibiotika im Stall aus und werden auch in der Humanmedizin eingesetzt. Sie sind gut löslich und können bis in das Grundwasser gelangen. – Antibiotika in der Landwirtschaft (2): „Es müsse aufhören, dass jemand mit einer banalen Infektion zum Arzt gehe und mit einer Tüte voller Antibiotika nach Haus geht", so formulierte es der Präsident des Bayerischen Landesamtes für Gesundheit und Lebensmittelsicherheit, Prof. Dr. Volker Hingst. Mit dieser Forderung steht er nicht allein. Warnungen kommen aus allen Bereichen der Tier- und Humanmedizin.

[20] Darmgasbildung = Meteorismus: Dem Meteorismus der Kühe begegnen Landwirte heute in der Regel mit Einstechen des Pansens, um so die Gase zu entlassen und den übrigen Stoffwechsel zu entlasten. Manche Tierärzte leben fast ausschließlich von diesem rettenden Pansenstich. Dazu wird die Kuh in einen großen Wender eingespannt und in Rückenlage ihre Bauchwand durchstochen. Mit einem lauten Pfeifen entweichen nun die schaumartigen Gärungsgase aus dem Pansen der aufgeblähten Kuh. Alternativ werden auch schaumbrechende Medikamente gegeben. – Gärungsgase enthalten brennbares Methan und gelten derzeit als zehnmal potenter für die Klimaerwärmung als Kohlendioxyd. Methan entweicht auch ständig auf natürlichem Wege aus den Tieren, nämlich durch Rülpsen und Blähungen.

[21] Bio-Milchprodukte werden daher grundsätzlich ohne Silage hergestellt.

[22] Weiterhin wird Käsereimilch mit Baktofuge bearbeitet, um die Sporenbildner zu unterbinden und die Nitratmengen zu verringern. Schließlich werden die Oberflächen je nach Käse mit Rotschmiere, Weißschimmel, Paraffin, Natamycin oder anderen Substanzen behandelt, um Oberflächenschimmel abzutöten.

[23] Natamycin (in der Zusatzstoffliste auch unter E235 geführt) ist ein Konservierungsstoff mit antibiotischer Wirkung. Er ist seit langem nur für die Oberflächenbehandlung von Hartkäse, Schnitt- und halbfettem Schnittkäse und getrockneten, gepökelten Wurstwaren zugelassen und darf nicht weiter als fünf Millimeter in die Lebensmittel eindringen. Außerdem ist Natamycin als Arzneimittel für den Menschen (z.B. gegen Pilzinfektionen der Haut oder am Auge) zugelassen. Im September 2003 hat das Bundesinstitut für Risikobewertung (BfR) in einer Stellungnahme empfohlen, die Verbraucher vorsorglich darauf hinzuweisen, die Rinden bei Käse, beziehungsweise bei rindenlosen Käsen die äußere Schicht etwa fünf Millimeter tief weg zu schneiden. So könne weitgehend verhindert werden, dass kleine Mengen Natamycin aufgenommen würden. Die Bildung von Resistenzen könnte sonst die Folge sein. Das BfR wiederholt seine Auffassung, dass antibiotisch wirkende Stoffe, die auch als Humanarzneimittel eingesetzt werden, bei der Erzeugung von Lebensmitteln „äußerst restriktiv zu verwenden sind".

www.ingramcontent.com/pod-product-compliance
Lightning Source LLC
Chambersburg PA
CBHW041115180526
45172CB00001B/257